Pöchtrager H.

BURNING –

Wege aus dem Burn-out

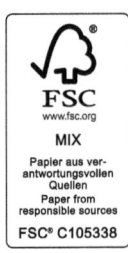

Bibliografische Information der deutschen Nationalbibliothek: Die deutsche Nationalbibliothek verzeichnet diese Publikation in der deutschen Nationalbibliografie, detaillierte bibliografische Daten sind im Internet über dnb.dnb.de abrufbar.

TWENTYSIX – der Selfpublishingverlag

Eine Kooperation zwischen der Verlagsgruppe Random House und BoD – Books on Demand

@ 2017 Pöchtrager H.

Herstellung und Verlag:
BoD - Books on Demand, Norderstedt

ISBN: **9783740727871**

Inhaltsverzeichnis - BURN-OUT

1. Einleitung 5
2. Definition Burn-out 7
3. Entstehung und Auslöser des Burn-out . 8
4. Energetische Hilfe bei Burn-out 20
5. Welche Menschen sind besonders Burn-out gefährdet? 27
6. Rollenspezifische Anzeichen 35
7. Das Burn-out in unterschiedlichen Lebensphasen 42
8. Burn –out - eine Erscheinung unserer Zeit und Gesellschaft? 56
9. Wertschätzung von Individualität und Menschlichkeit 65
10. Praxisbeispiele 70

Einleitung

Wer möchte nicht mit einer guten psychischen Verfassung durchs Leben gehen, stabil und ausgeglichen, jegliche Stressfaktoren gekonnt umgehen können und positiv bewältigen? Aber, unter uns gesprochen, sind Sie sich wirklich sicher, dass Sie ein Leben lang psychisch gesund bleiben. Wovon glauben Sie, ist es abhängig, das zu erreichen? Und wer bestimmt darüber, welche Krankheit diagnostiziert wird? Innerhalb eines Lebens begegnen wir alle vielen Auslösern, die die Psyche krank machen können. Jeden kann es treffen, auch Sie. Beim Lesen der nächsten Seiten lade ich Sie dazu ein, diese Auslöser zu erkennen um adäquat reagieren zu können. Ihre Seele soll durch Belastungen gestärkt werden, dadurch werden Lernprozesse des Lebens als Chance zur Weiterentwicklung und Kräftigung der eigenen Seele erkannt und genützt.

In unserer Gesellschaft gibt es eine Vielzahl an Psychopharmaka für unterschiedliche Krankheitsbilder. Diese beeinflussen vor allem das Hormonsystem sowie zahlreiche Körperflüssigkeiten. Manche erwirken eine eindeutige Heilung, andere nicht. Nicht für jeden Menschen ist dasselbe Medikament ident wirksam, manche Erkrankungen verschlimmern sich mit der Gabe einer vermeintlich passenden Arznei sogar. Jeder Mensch ist ein Individuum und benötigt andere heilende Substanzen, ebenso unterschiedliche Dosierungen.

Psychische Erkrankungen haben eine Gemeinsamkeit: Für jede Erkrankung gibt es zuvor einen Auslöser als Ursache. Manchmal erkennt man diesen auslösenden Faktor nicht, da die Situation schon während des Heranwachsens im Mutterleib passierte. Vieles ist im Unterbewusstsein des Menschen vorhanden, in seinem Innersten jedoch sind alle negativen Auslöser gespeichert. Zu diesem Innersten kann Zugang gefunden werden, denn dann ist gesichert, dass der Auslöser ausgeglichen werden kann und somit auch die psychische Erkrankung geheilt werden kann. In diesem Buch wird das Hauptaugenmerk auf die Burn-out-Erkrankung gelegt. Neben den Auslösern wird auch erläutert, wie Sie in der Lage sind, diese energetisch auszugleichen um damit eine Ausheilung zu bewirken.

Burn-out

1. DEFINITION

Streß, Überlastung, Burn-out. Wer hat nicht selbst schon darüber gesprochen? Viele Menschen haben Angst davor, selbst Betroffener zu werden. Was aber genau definiert ein Burn-out? Grundsätzlich versteht man darunter ein <u>seelisches oder körperliches oder geistiges Ausgebrannt-sein.</u> Das bedeutet, dass der Betroffene keine Energie-oder Kraftreserven im jeweiligen Bereich mehr hat. Bei jeder kleinen Belastung spürt der Erkrankte das. Notwendig wäre es, die Defizite wieder auszugleichen, damit der Alltag wieder bewältigt werden kann. Auch ein beginnendes Burnout zeigt bereits dieselbe Symptomatik wie das Krankheitsbild selbst. Der Unterschied besteht darin, dass der Betroffene noch ohne Schulmedizin und Krisenintervention durch professionelle Helfer den Weg aus der Krankheit gehen kann. Wie das möglich ist, erkläre ich in diesem Abschnitt.

2. ENTSTEHUNG UND AUSLÖSER DES BURN-OUT

Jede Gesellschaft entwickelt spezifische psychische Erkrankungsformen. Das Burn-out ist charakteristisch für unsere zivilisierte Gesellschaft. Ein Burn-out entsteht immer Hand in Hand mit Intelligenz, Leistungsansprüchen und Prestigewünschen. Es wird ausnahmslos von zwei Gegebenheiten ausgelöst:

1. Überlastung
2. zu hohe Erwartung an die eigene Leistung

In unserer Gesellschaft ist es schwer, nicht leistungsorientiert zu leben. Sehr rasch ist man sonst ein Außenseiter und am Rande der Gesellschaft. Wer dazugehören will, hat auch zu funktionieren. Wer aufgrund von Schicksalschlägen oder Energiemangel dazu nicht in der Lage ist und auch niemanden hat, der seine Aufgaben für eine bestimmte Zeit übernimmt, gerät automatisch in ein Burn-out. Manchmal wird es als Depression verkannt. Aus diesem Grund gäbe es ein Burn-out in einer veränderten Gesellschaftsstruktur nicht mehr. Nachbarschaftshilfe, Verwandtschaftshilfe und Hilfe unter Freunden sind leider selten geworden. Geholfen wird nur dem, von dem man noch etwas zurück erwartet. Manchmal aus Mitleid auch noch jemandem, den man mag. Wer anderen zu viel hilft, erfüllt oft die eigenen Leistungsanforderungen nicht mehr entsprechend. Deshalb ist unsere Gesellschaft darauf angewiesen, jegliche Hilfe zu institutionalisieren. In diesen Einrichtungen, in denen professionelle Hilfe angeboten wird, kann jedoch nur das Notwendigste abgedeckt werden.

Wenn ein Mensch nicht erkennt, dass er auf Grund seiner Überlastung nicht mehr in der Lage ist, dieselbe Leistung zu erbringen, wie davor, kommt es zum Burn-out. Geheilt kann es zu Beginn sehr leicht werden: mit 1. Homöopathie und 2. Psychotherapie. Diese Therapiekombination ist immer die beste im Anfangsstadium. Dieser Anfang kann zeitlich eingegrenzt werden mit dem Tag, an dem der Betroffene erste Symptome wahrnimmt bis ca. einem Jahr danach.

Diese Therapiekombination ist im Anfangsstadium immer die beste. Auch bei einem besonderen Erscheinungsbild des Burn-outs, der **psychosomatischen Erkrankung**, heilen diese beiden die beginnende Erkrankung völlig. Die

Psychosomatik ist eine Sonderform des Burn-outs und zeigt vorwiegend körperliche Symptome. Bei schulmedizinischer Abklärung werden jedoch keine Erkrankungen erkannt. Dennoch leiden alle Betroffenen sehr

Beispiele für Symptome sind: Schmerzen, Verdauungsstörungen, Magenprobleme, Wirbelsäulenprobleme, Asthma. Das gesamte Leben ist dadurch eingeschränkt. Für diese Menschen ist es schwierig, wieder eine Lebensqualität zu erlangen. Viele leiden jahrelang und werden nicht ernst genommen. Manche rutschen dadurch in eine Depression, aus der sie noch schwerer rauskommen.

Anders verhält es sich beim offensichtlichen **Burn-out im fortgeschrittenen Stadium.** Sehr schnell erkennt der Betroffene, sowie auch sein Umfeld, dass er unter einer Überlastungsreaktion leidet. Diese zeigt sich zunächst vorwiegend körperlich, später dann auch psychisch und sehr selten geistig.

Körperliches Ausgebrannt-sein **zeigt sich durch** Müdigkeit, Schwächegefühl, Gefühl der Schwere, Kribbeln in den Gliedmaßen, Atemnot, Kopfschmerzen, Schlaflosigkeit usw.

Seelisches Ausgebrannt-sein **zeigt sich durch** Ängste, Panikstörungen, depressive Verstimmungen, Zwangshandlungen, neurotische Störungen usw.

Geistiges Ausgebrannt-sein **zeigt sich durch** Gedächtnislücken, Vergesslichkeit, Verwechslungen usw.

Die Lebensqualität schwindet und der Betroffene leidet sehr unter seinen Symptomen. Zuerst wird meist auf Erholung verzichtet, dann auf Freude, später können auch alltägliche Selbstverständlichkeiten nicht mehr erfüllt werden. Alle Bereiche des Lebens sind davon betroffen. Ein Ausweg aus diesem Teufelskreis ist oft nur mehr mit professioneller Hilfe möglich.

Warum gibt es Menschen, die besonders schnell an einem Burnout erkranken?

Nicht jeder Mensch ist gleichermaßen gefährdet zu erkranken, obwohl die Lebensbedingungen womöglich dieselben sind. Auch wenn es nicht gut erforschbar oder messbar ist- es gibt sie, die Energetik. Jeder Mensch besteht auch aus Energie, die nicht manifestiert (also unsichtbar) ist. Lediglich hellsichtige Menschen nehmen sie wahr. Diese arbeiten meistens in energetischen Berufen. Da der Körper auch aus Energie besteht und ihn Energie umgibt, muss man davon ausgehen, dass jede Erkrankung auch eine energetische Ursache hat. Wenn diese energetische Ursache geheilt werden konnte, ist der Weg geebnet, dass die Krankheit auch aus schulmedizinischer Sicht geheilt werden kann. Das ist dann auch für Erkrankungen möglich, die zum Tode führen können (wie z.B. Krebs). Die meisten Erkrankungen benötigen auch eine schulmedizinische Medikamentengabe für die völlige Ausheilung. Welchen Beitrag leistet also ein Energetiker in diesem Zusammenspiel? Er leistet die Vorarbeit für eine völlige Ausheilung und begleitet bestenfalls auch den Aufbauprozess danach. Nach der schulmedizinischen Ausheilung einer Erkrankung ist es notwendig, die entstandenen Defizite in Körper/Geist/Seele mit Hilfe von Energetik und Komplementärmedizin wieder auszugleichen. So sollte z.b. nach einer überstandenen Krebserkrankung die ursprüngliche Energie wieder hergestellt werden. Ebenso muss der Körper wieder aufgebaut werden. (Kräuterheilkunde, Homöopathie, Ernährungsumstellung, Nahrungsergänzungsmittel, Bachblüten sind hier wichtige Helfer). Die Seele braucht zum Aufbau danach Qi Gong oder Yogaübungen, Ernährungsumstellung sowie eine Lebensumstellung. Dann ist auch bei einer weiteren schweren Erkrankung wieder genug Kraft für eine Heilung da. Bei minimalen Erkrankungen (z.B. Infekt) ist eine Energiebehandlung ohne schulmedizinische Behandlung ausreichend für eine Heilung. Energetiker arbeiten mit unterschiedlichen Methoden und Hilfsmitteln. Einige Beispiele dafür sind Prana, (Energieübertragung durch Handauflegen), Klangschalentherapie, Arbeiten mit Karten (wie z.B. Tarotkarten, Engelkarten, Symbolkarten), Farb- und Lichttherapie, mediales Arbeiten (Hellsicht) usw. Manche Energetiker benützen für ihre Arbeit Hilfsmittel, andere nicht. Sehr häufig werden Karten, Lampen, Pendel, Edelsteine verwendet.

Kennzeichen einer professionellen energetischen Arbeitsweise

1. Aufklärung über die Arbeitsweise vor der Behandlung, Information darüber, welche Fähigkeiten der Energetiker verfügt und welche Methoden und Hilfsmittel angewandt werden
2. Während der Behandlung wird alles erklärt und auf die Befindlichkeit des Hilfesuchenden eingegangen.
3. Angemessener Preis bzw. sozial gestaffelte Preise, gegebenenfalls auch Gratisbehandlung
4. Der Klient muss sich nach der Sitzung wohl fühlen (keine körperlichen Symptome, keine Verstärkung der Erkrankung, keine Schwindelstörungen)
5. Wer hellsichtig ist, muss erklären können, mit welchem Engel bzw. positivem Geist er arbeitet. Kann er das nicht benennen, ist er nicht hellsichtig, sondern besitzt nur eine Begabung zur Hellsicht, die er noch nicht entwickelt hat.

6. Wer mit einem Hilfsmittel arbeitet, muss immer erklären können, wie das funktioniert.
7. Mit Runen darf nur jemand arbeiten, der hellsichtig ist und einen Engel hat.
8. Gearbeitet wird für den Klienten, der kommt, oder dessen Eltern oder dessen Kinder. Für andere darf nicht bewusst gearbeitet werden. Wer das dennoch tut, betreibt so etwas Ähnliches wie Voodo (schlechte Energiearbeit). Unbewusst wird bei jeder Arbeit (also auch bei positiver Energiearbeit) das gesamte Familiensystem mitverändert werden.
9. Ein Mensch darf nie davon ausgehen, dass er selbst eine Heilung bei einem anderen oder sich selbst vollzieht. Energetische Heilungen werden ausschließlich von Engeln oder Gott bewirkt. Sollte jemand behaupten, er sei in der Lage, selbst Heilungen auch durchzuführen – ohne die Hilfe von Gott-dann ist er psychisch krank.
10. Ein professionell arbeitender Energetiker wird niemals die Schulmedizin ausschließen, sondern eine Kombination aus schulmedizinischer Behandlung und Energetik anstreben.
11. Wichtig ist es, sich einen Energetiker zu suchen, mit dessen Methodik und

Hilfsmittel man sich wohl fühlt. Wesentlich dabei ist es, dass er in der Lage ist, zu erklären, was geheilt oder verändert wurde (z.B. Karmalösung, Körperheilung, Auraheilung usw.)

Unser Körper wird von einem Energiefeld durchflossen und umgeben (Aura), das für Menschen, die nicht hellsichtig sind, unsichtbar ist. Wenn man dies als Fakt anerkennt, wird man verstehen müssen, dass auch Tiere/Pflanzen/Orte ein Energiefeld besitzen. Interessant ist, dass die Aura eines Menschen von diesen anderen Energiefeldern beeinflusst wird.

Wie kann dadurch ein Burn-out hervorgerufen oder verstärkt werden?

1. Andere Energiefelder (Tiere, Pflanzen, Orte) vermindern die eigene Energie.
2. Eigene körperliche oder seelische oder geistige oder energetische Probleme bewirken einen Energiemangel
3. Durch Störungen, die den Energiefluss behindern (Erdstrahlen, Röntgenstrahlen, Magnetfelder, Strombelastung, Voodoenergiearbeiten,...) kann ebenso eine

Erkrankung entstehen oder sich verschlimmern.

Um Nummer 1 auszugleichen, hilft es am besten, eine Veränderung der Lebenssituation vorzunehmen. Im Falle der Nummer 2 wird der Ausgleich durch ganzheitliche Therapien (z.B. Schulmedizin in Kombination mit Naturheilkunde/Homöopathie/Energetik). Um Nummer 3 in Balance zu bringen, ist ein Ortswechsel oder der Ausgleich der Störung mit Hilfe eines Energetikers erforderlich.

Grundsätzlich kann sich jeder Mensch vor einem Burn-out schützen. Es sind dazu 4 wesentliche Veränderungen notwendig:

1. Aktivität und Entspannung in Balance halten
2. Für seelische, körperliche und geistige Gesundheit sorgen (Ernährung, Bewegung, Psychohygiene, Berufung,..)
3. Sozialkontakte pflegen (Freunde, Nachbarn, Kollegen,....)
4. Mehr Energie aufnehmen, als verbraucht wird (z.B. durch Gebete, Meditation, Yoga, Tai Chi, Energieübungen, Musik, Kraftorte, Edelsteintherapie, Pranabehandlungen, Farbtherapie, Lichttherapie,...)

Können Sie sich noch erinnern, welche zwei Auslöser es für ein Burn-out gibt?

1. Überlastung
2. Zu hohe Erwartung an die eigene Leistung

Grundsätzlich lässt sich die steigende Tendenz zu Burn-out Erkrankung nur durch eine Veränderung der Gesellschaftsstruktur verhindern. Es gibt auch die Möglichkeit, diese Entwicklung energetisch zu beeinflussen. Leider wird energetisches Wissen diesbezüglich viel zu selten genützt. Haben Sie schon einmal davon gehört, dass man bei einem Burn-out energetisch arbeiten kann und dadurch sogar Heilungen erzielt werden können? Ja? Dann sind Sie eine Ausnahme und sollten dieses Wissen weiterleiten. Fakt ist: Auch wenn sich unsere Gesellschaft nicht verändert, kann jeder Einzelne für sich mittels Energiearbeit eine Burn-out Erkrankung verhindern.

3. Wenn bereits eine Burn-out Erkrankung besteht, können Sie energetisch Folgendes für sich tun:

☺ Vor dem Aufstehen 30 Minuten lang meditieren oder beten

☺ Während Ihrer Arbeitszeit nach max. 3 Stunden je 5 Minuten Energie zuführen. Am besten geeignet sind dafür: Kohlenhydrate essen, Wasser trinken, Akupressur- mit einer Handinnenfläche auf die Nasenspitze drücken und mindestens eine Minute halten.

☺ Edelsteintherapie: Bergkristallkette oder Bergkristall 5 Stunden täglich tragen. Achtung! Tägliche Reinigung des Steins ist notwendig. (Stein unter fließend kaltes Wasser halten und danach mindestens eine Stunde ins Freie, am besten in die Sonne, legen)

☺ Aromatherapie: einen Tropfen Orangenöl (biologisch) auf ein Taschentuch – tagsüber immer wieder daran riechen

☺ Schutzbild am Arbeitsplatz aufhängen – Heiligenbild Hl Maria Gottesmutter oder Erzengel Gabriel

☺ Kraftgebende Figur im Wohnzimmer aufstellen – möglich sind Buddha, Engel, Kreuz mit Jesus Christus

☺ Vor dem Schlafen gehen 30 Minuten lang liebevoller Zärtlichkeitsaustausch oder meditieren oder beten

☺ Erdstrahlenausgleich (z.b. mit Rosenquarz, Möbel umstellen, Symbolbilder der Hl Hildegard von Bingen – Literaturhinweis Traude Bollig, „Hildegard von Bingen – die Heilkraft ihrer Symbole", Limanetti Verlag

☺ Erlernen einer Entspannungstechnik, einmal täglich anwenden (z.b. Yoga, Autogenes Training, Progressive Muskelentspannung, Fantasiereisen,...)

☺ Anwendung eines energetischen Heilzeichens. Diese wirken ähnlich wie Homöopathie. Die Heilinformation wird jedoch nicht über Tropfen oder Globuli eingenommen, sondern durch bloßes Anschauen erreicht. Das Symbol wird dafür eine Minute lang angesehen. Diese Zeichen hier ist speziell zur Heilungsunterstützung von Burn-out gedacht und in Kombination mit anderen Heilmethoden (Schulmedizin) zu verwenden. Zu diesem Zweck wird es am besten 3x täglich 5 Wochen lang angesehen, danach empfiehlt sich ein Woche Pause, danach wieder 5 Wochen lang die Kur – bis zur Besserung. Dieses Zeichen (Nebenseite) wurde mir medial von Hl Maria Gottesmutter übermittelt.

☺ Lichttherapie: einmal täglich eine Taschenlampe für ca. 3 Minuten auf die Stirnmitte halten (Anregung der Zirbeldrüse)

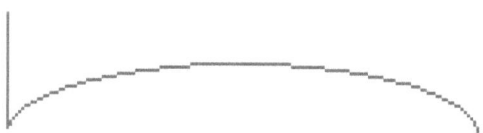

Heilzeichen

Wenn Sie diese Hilfen konsequent anwenden, werden Sie innerhalb von drei Monaten keine Beschwerden mehr haben. Glauben Sie aber nicht, dass es damit erledigt ist. Um dauerhaft beschwerdefrei zu sein, ist es notwendig, eine Lebensveränderung durchzuführen. Die Umstellung betrifft meistens den Arbeitsplatz. In seltenen Fällen die Partnerschaft oder die familiäre Situation. Manchmal ist es ausreichend, mehr Pausen im Alltag einzuplanen. Leider ist häufig ein Arbeitsplatzwechsel notwendig. Sollte das auf Grund der Arbeitsmarktsituation nicht möglich sein, muss weiterhin energetisch gearbeitet werden, um den permanenten Energieverlust auszugleichen. Immer geeignet ist dafür, vor dem Schlafen gehen dreißig Minuten zu meditieren, oder zu beten oder zu kuscheln. Dies würde als dauerhafter Ausgleich ausreichend sein.

Bei Burn-out durch *Partnerschaftsproblemen* verhält es sich anders. Hier ist es empfehlenswert, durch eine psychotherapeutische Eheberatung eine positive Veränderung zu bewirken. Bleibt die Partnerschaft jedoch belastend, kommt jedoch nur eine Trennung in Frage.

Ist die familiäre Situation ausschlaggebend für das Burn-out, müssten alle Beteiligten an einer systemischen Familientherapie teilnehmen. Bereits ein fehlendes Mitglied der Familie verhindert die

Heilung. (z.B. gehören meistens dazu: Eltern und Kinder, manchmal auch Schwiegereltern und Verschwägerte) Sind nicht alle Beteiligten bereit für diese Therapie, bleibt noch die Möglichkeit einer Familienaufstellung nach Hellinger. Ansonsten bleibt bei einem im System die Burn-out Problematik erhalten und dieser muss ständig für einen Ausgleich sorgen.

<u>In Ausnahmefällen ist die Ursache für das Burnout in einer Kombination aus Familie und Beruf zu finden.</u>

Beispiel:

Die Frau / der Mann zieht in das Haus des Partners. Dieses Haus ist gleichzeitig der Arbeitsplatz des Partners (z.B. Bauernhof, Nebenerwerbshof, manchmal Firmen) In diesen Fällen bekommt immer derjenige das Burn-out, der einzieht. Das ist deshalb so, weil dieser am meisten Energie an den Arbeitsplatz (Bauernhof) abgibt. Kein einziger Energetiker kann das lösen, auch kein Schulmediziner oder Komplementärmediziner. Die Situation an sich ist ausschlaggebend für die Erkrankung. Zu lösen ist dies immer nur mit einem Umzug. Da sich das oft schwierig gestaltet (Bauernhof) muss man ständig ausgleichen, damit nicht eines der Familienmitglieder erkrankt. Gewöhnlich sind immer diejenigen, die einziehen, kränkelnd (psychosomatisch) oder psychisch belastet. Nachdem der Einziehende krank geworden ist, trifft es den Partner. Dieser bekommt kein Burn-out, sondern eine immunologische Erkrankung wie z.B. Krebs. Manchmal trägt dieses Krankheitsbild auch eines der Kinder. Gelöst ist die Situation energetisch erst, wenn einer gestorben ist oder eine Heilung geschehen ist. Ein passender Ausgleich um all das zu verhindern, wäre vor dem Schlafen gehen dreißig Minuten lang zu beten oder zu meditieren oder Zärtlichkeitsaustausch.

Wenn jemand in ein Familienhaus einzieht, das nicht gleichzeitig der Arbeitsplatz für den Partner oder die Schwiegereltern darstellt, gibt es diese energetische Verknüpfung nicht. Ebenso wäre eine Lösung demnach, ein neues Grundstück zu erwerben und dort eine unabhängige Wohngelegenheit zu schaffen.

4. Welche Menschen sind besonders burn-out-gefährdet?

Um diese Frage beantworten zu können, muss man zunächst einmal erkennen, unter welchen Bedingungen ein Burn-out besonders häufig entsteht. Erst wenn man das herausgefunden hat, kann man die speziellen Auslöser suchen.

<u>In welchen Bereichen gibt es eine signifikante Burn-out-Gefährdung?</u>

1. Arbeit/Beruf
2. Genetische Veranlagung
3. Erziehung
4. Krankheit
5. Mobbing
6. Randgruppen der Gesellschaft

In jedem dieser Bereiche gibt es Menschen, die besonders leicht an Burn-out erkranken.

Im Bereich **Arbeit und Beruf** sind das immer Menschen, die hilfsbereit, begeisterungsfähig, leistungsorientiert sind und gleichzeitig ihren Mitmenschen alles Recht machen wollen. Gehören Sie zu dieser Gruppe? Dann wird es Sie freuen, dass Sie sich schützen können. Es gibt eine effiziente energetische Präventionsmöglichkeit:

☺ Nicht mehr Aufgaben annehmen, als in einer Verfassung der Ruhe und Freude erledigt werden können.

☺ Mittagspause einlegen (mindestens eine Stunde)

☺ nach Dienstschluss keine Arbeiten für den Dienstgeber mehr erledigen und ein Abschlussritual durchführen (z.B. Hände waschen und währenddessen denken, dass damit die gesamte Last vom Tag mitabfließt. Visualisation von Entspannung und Freude auf das Heimgehen. Eine weitere Möglichkeit wäre ein kurzer Spaziergang. Auch eine 5-Minuten- Meditation mit Entspannung in einem Sessel wäre sinnvoll. Dabei ist es wichtig, sich für die getane Arbeit zu loben und sich darauf einzustellen, jetzt etwas anderes zu tun.)

☺ Supervision in Anspruch nehmen.

☺ Lernen Sie NEIN zu sagen

Was können Sie tun, wenn es für diese vorbeugenden Maßnahmen bereits zu spät ist?

☺ Psychotherapie (Supervision ist nicht mehr ausreichend)

☺ mindestens 3 Wochen lang Entspannungsurlaub

☺ Gespräch mit dem Dienstgeber (Ziele: keine Mehrarbeit im Vergleich zu Kollegen, keine Überstunden, weniger Urlaubsvertretungen, keine dauerhaften Krankenstandsvertretungen)

Wenn Sie das alles schaffen, müssten Sie in 2-3 Monaten geheilt sein.

Welche Möglichkeiten gibt es für Sie, wenn Sie eine **genetische Disposition** für eine Burn-out-Erkrankung haben? Wenige wissen, dass Menschen mit Verdauungsschwäche oder Erkrankungen im Verdauungsbereich davon betroffen sind. Für eine Prävention sollten Sie folgendes beachten:

☺ Entspannungstechnik mindestens 3 x wöchentlich eine halbe Stunde lang

☺ regelmäßige Bewegung

☺ auf eine wohltuende Ernährung achten (gut ist, was verdaut werden kann)

Wenn Ihre Beschwerden bereits chronisch sind, können Sie davon ausgehen, dass Sie bereits eine beginnende Burn-out-Erkrankung haben. <u>Was können Sie dann für sich tun?</u>

☺ schulmedizinische Hilfe für die Erkrankung im Verdauungsbereich in Anspruch nehmen (typische Beschwerden sind Magen- und Zwölffingerdarmgeschwür, nervöser Reizmagen, Darmschleimhautreizung, Gastritis, Sodbrennen, Refluxbeschwerden, chronische Verstopfung,…)

☺ Kräuterheilkunde in Zusammenarbeit mit einem Schulmediziner, Heilpraktiker oder ähnlichen Berufsgruppen in Anspruch nehmen

☺ Homöopathie zur Stärkung der Verdauungskraft

☺ Akupunktur für die Psyche (nicht für den Verdauungsbereich)

☺ Lebensumstellung (Ernährung, Entspannung, Bewegung, Psychohygiene)

Eine weitere Gruppe, die besonders zu Burn-out-Erkrankungen neigt, sind jene Menschen, die bereits als Kind in ihrer **Erziehung** darauf geprägt werden. Schon bei Kindern kann man diese Tendenz erkennen. Es handelt sich um jene, die in den Augen ihrer Erziehenden nie genug leisten und ständig unter Versagensängsten leiden. Oft wird über sie geurteilt, dass es diese Kinder sind, „die es im Leben einmal schwer haben werden". Als Erwachsene setzen sie sich ständig zu hohe Ziele, die unerreichbar sind. Das führt zu einer ständigen Überforderung. Wenn Sie sich angesprochen fühlen, hilft Ihnen folgende <u>energetische Prävention:</u>

☺ Psychotherapie (Zielsetzung: Lernen, die eigenen Ziele von den Zielen der Eltern oder anderen Menschen zu unterscheiden)

Wer es trotzdem nicht schafft, benötigt <u>Heilungsstrategien für die bereits manifestierte Erkrankung:</u>

☺ Psychotherapie (selbe Zielsetzung wie in der Prävention)

☺ schulmedizinische Hilfe für Probleme im Verdauungsbereich oder immunologischen Bereich

☺ Homöopathie (zur Stärkung der Psyche)

Besonders burn-out gefährdet sind auch Menschen, die an einer **chronischen Erkrankung** leiden. Jeder, der davon betroffen ist, kann dies vermeiden:

☺ Psychotherapie

☺ Homöopathie (zur Stärkung der Psyche)

Wenn diese Prävention nicht geklappt hat, braucht man zum Ausgleichen der Überlastungsreaktion :

☺ Psychotherapie

☺ Homöopathie (gleiche Zielsetzung wie in der präventiven Behandlung)

☺ Entlastung in der Haushaltsführung oder Kinderbetreuung

☺ Kontakt mit Menschen, die an derselben chronischen Erkrankung leiden (Selbsthilfegruppen)

☺ Hilfestellung durch einen professionell arbeitenden Energetikers (siehe 2. Entstehung und Auslöser dieser Erkrankung)

Menschen, die **gemobbt** werden, leiden ebenso häufig an einem Burn-out. Das kann vom Kindesalter bis ins hohe Alter jeden treffen. Derjenige, der gemobbt wird, hat leider nicht die Möglichkeit, die Erkrankung durch präventive Maßnahmen zu verhindern. Es gibt jedoch die Chance auf eine vollständige Heilung:

☺ Trennung von den Menschen, die für das Mobbing verantwortlich sind (ev. Wechsel der Schule, des Arbeitsplatzes, des Wohnhauses)

☺ Psychotherapie

☺ Schulmedizinische Hilfe bei Schlafstörungen

Ebenfalls gefährdet für eine Burn-out-Erkrankung sind Mitglieder von **gesellschaftlichen Randgruppen**. (z.B. Menschen mit einer anderen sexuellen Orientierung als Heterosexuelle, Prostituierte, Behinderte, HIV- bzw. AIDS-Erkrankte, alte gebrechliche Menschen, sehr reiche Menschen, Andersgläubige,...) Die Prävention für diese Menschen sollte sein:

☺ positive Menschenkontakte knüpfen (Werbung für sich selber machen)

☺ Homöopathie zur Stärkung der Psyche

Wenn das nicht gelingt, bleibt nur die Möglichkeit, das Burn-out versuchen zu <u>heilen</u>:

☺ Psychotherapie

☺ Homöopathie zur Stärkung der Psyche

☺ Bachblütentherapie zur Heilung der Psyche

☺ Umzug und Arbeitsstellenwechsel

☺ Schulmedizinische Hilfe bei Verdauungsbeschwerden und Schlafstörungen

5. Rollenspezifische Burn-out-Anzeichen

◉ MÄNNER

Ist es nicht interessant, dass ein Burn-out bei Männern bereits vor hundert Jahren erkannt wurde, bei Frauen allerdings erst in einem kürzerem Zeitraum von dieser Erkrankung gesprochen wird? Der Grund dafür ist vermutlich der, dass Männer in Firmen die Führungspositionen besetzten, während Frauen bei den gewöhnlichen Arbeitern anzutreffen waren. Lange Zeit wurde eine Überlastung nur jenen zugestanden, die innerhalb der Gesellschaft auch eine wichtige Position einnahmen. (wie Firmenchefs, Bankangestellte, Politiker, Geschäftsführer,...) Bis heute hat sich in manchen Köpfen diese Einstellung permanent gehalten. Dass aber der Herr XY (Arbeiter der Firma Z) genauso überlastet sein kann, wie der Chef der Firma Z, liegt auf der Hand. Die Auslöser für die Überlastungen sind jedoch unterschiedliche. Herr XY leidet höchstwahrscheinlich an einer körperlichen Überlastung, während der Chef der Firma Z vermutlich eher eine seelischen

Überbeanspruchung hat. Beides kann dieselben Symptome auslösen. Beides nennen wir Burn-out.

Was sind die häufigsten Auslöser für ein Burn-out bei Männern?

- Druck und Leistungsanspruch durch die Eltern
- Blickwinkel der Öffentlichkeit ist auf diese Person gerichtet
- übersteigerte Leistungsansprüche an sich selber
- Angst vor Geld-oder Prestigeverlust
- hohes Verantwortungsgefühl anderen Menschen gegenüber

Sowohl Herr XY, als auch Herr Z können von jedem einzelnen dieser Auslösern betroffen sein. Beide können sich auch gleichermaßen energetisch davor schützen, in ein Burn-out zu geraten. Präventionsmöglichkeiten:

☺ **SELBSTFINDUNG** mit Hilfe von psychotherapeutischen Erfahrungsgruppen ODER durch Verlust der Elternhilfe ODER durch Verlust des gewohnten Lebens (durch Arbeitsplatzverlust,

Scheidung, Tod eines Kindes, Umzug in eine andere Region,...)

☺ GLAUBE / SPIRITUALITÄT. Egal, welche Religion praktiziert wird, entscheidend ist die Vertrauensfindung in Gott, wie auch immer er genannt wird.

☺ zumindest eine **VERTRAUENSPERSON** im Umfeld, mit der alles besprochen werden kann

Wenn es nicht möglich ist, diese Präventionsbereiche im Alltag zu leben, kommt es früher oder später bei allen Männern, die zumindest von zwei Auslösern betroffen sind, zu einem Burn-out.

Für diejenigen, die bereits betroffen sind, gibt es energetische Heilungshilfen, die speziell für Männer geeignet sind.

☺ Vertrauensperson, mit der man alles besprechen kann (somit ist eine Suizidgefahr durch Überlastung bereits aus dem Weg geräumt)

☺ Bewegung als Ausgleich für Stress

☺ Kräuterheilkunde für etwaige psychosomatische Störungen (häufig sind Schlafstörungen, Nervosität, Aggression, Konsumsucht für Prestigezwecke)

☺ erfüllende Sexualität (auf die Qualität kommt es an, nicht auf die Quantität)

Wenn Sie eine Heilung vollzogen haben, dürfen Sie die energetische Prävention nicht vergessen. Mit der richtigen Einstellung schaffen Sie es sicher! Alles was Sie dazu brauchen, ist bereits in Ihrem Innersten vorhanden.

⊚ FRAUEN

Warum spricht man bei Frauen erst seit einem relativ kurzen Zeitraum von einer Burn-out Erkrankung? Frauen waren sehr lange diejenigen, die gering geschätzte Arbeiterin Fabriken oder im Haushalt erledigt haben. Überlastungsreaktionen wurden ihnen auf Grund dessen nicht zugestanden. Natürlich waren aber auch Frauen schon immer von Überlastung betroffen. Fälschlicherweise wurden diese dann häufig als Hysterie, Unbefriedigtheit, Schwäche abgetan. Gleichzeitig wurde Frauen viel zu lange verboten, sich mit typisch männlichen Verhaltensstrategien zu wehren. (Aggression, sachliche Argumentation, Konkurrenzverhalten) Erst seit ca. 60 Jahren bemerkt man eine Gleichstellung.

<u>Welche frauenspezifischen Auslöser für Burn-out gibt es?</u>

- fehlende familiäre Unterstützung
- Doppelbelastung Kindererziehung/Haushalt und Arbeitsstelle
- gesellschaftlicher Druck, dem Schönheitsideal entsprechen zu müssen
- fehlende Anerkennung für Leistungen (im Beruf und zu Hause)
- Konkurrenz unter Frauen – jede strebt danach, die Beste und Schönste zu sein

Wie können sich Frauen energetisch vor dieser Erkrankung schützen?

☺ **SELBSTFINDUNG** - durch Verlust der Hilfe beider Eltern ODER durch die Geburt des ersten Kindes ODER mit Hilfe psychotherapeutischer Erfahrungsgruppen.

☺ **GUTE PARTNERSCHAFT** – gegenseitige Wertschätzung und Anerkennung, Vertrauen und Ehrlichkeit, erfüllende Sexualität, gemeinsame Ziele ODER **ERFÜLLENDES SINGLEDASEIN**.

☺ **FINANZIELLE ABSICHERUNG**

Diese drei Präventionsbereiche müssen alle erfüllt sein, damit eine Frau keine Burn-out- Gefährdung aufweist.

Was hilft Ihnen aber, wenn Sie schon zu den Betroffenen gehören? Hilfen für eine energetische Heilung erhalten Sie durch:

☺ Psychotherapie mit einer weiblichen und sympathischen Therapeutin

☺ Homöopathie zur Seelenkraftgebung und zur Stärkung des Selbstbewusstseins

☺ zumindest einen Menschen als Vertrauensperson haben, dem alles erzählt werden kann.

☺ Selbstwertfindung außerhalb des eigenen Schönheitsideals

Wenn Sie diese Heilungsschritte erfolgreich vollzogen haben, sind vermutlich auch alle Präventionsbereiche miterfüllt. Verlieren Sie nicht gleich den Mut, wenn es zunächst nicht so schnell klappt. Frauen tendieren häufig dazu, sich bei kleinen Rückschritten kleiner zu machen . Lassen Sie sich also von kleinen Steinen im Weg nicht das Vertrauen nehmen, der Erfolg stellt sich sicherlich ein!

6. Das Burn-out in unterschiedlichen Lebensphasen

Wir besprechen hier Kindheit, Jugendalter, Adoleszenz, Erwachsenenalter, Alter und Tod.

◎ KINDHEIT

Bereits Kinder können an einer Art Burn-out erkranken. Das Erkrankungsbild zeigt sich jedoch anders als bei Erwachsenen oder Jugendlichen. Vorwiegende Symptome bei Kindern sind: Schlafstörungen, Bettnässen, Wutausbrüche, Verdauungsbeschwerden, Geisterangst. Sehr häufig hat nicht das Kind die Überlastung, sondern übernimmt diese von einem Erwachsenen des Familiensystems. Wenn z.B. der Vater einer Familie sehr überarbeitet ist und trotzdem keine Burn-out Anzeichen aufweist und auch die Mutter keine Beschwerden hat, ist das meistens das Kind der Symptomträger. Die energetische Prävention ist somit für ein Kind, dass die Eltern ihre Überlastung selber tragen und Psychohygiene betreiben. Der Ansatzpunkt für die Heilung liegt somit bei den Erwachsenen. In wenigen Ausnahmefällen entwickelt ein Kind von sich aus eine Burn-out. Das kommt nur bei autistischen Kindern vor. Sie sehen also, dass es bei Kindern eigentlich keine solche Erkrankung gibt, nicht einmal durch Mobbing.

◎ JUGENDALTER

Ab ungefähr zwölf Jahren verändert sich diese Situation. Mit dem Eintreten der seelisch-geistigen Pubertät bekommen Jugendliche durchaus auch selber ein Burn-out. Es zeigt sich durch folgende <u>Symptome</u>: Angststörungen, Schulverweigerung, Drogenkonsum (*Alkohol im Überfluss – Komasaufen, Marihuana, psychogene Tabletten, synthetische Düfte, Gase, Kokain, Heroin, Chrystalmeth, Magic Mushrooms, schmerzstillende Medikamente,...*), Spielsucht (*Internet, Computerspiele, Automatenspiele*), Suizidwunsch, Überreizungssucht (*schneller – größer – weiter – mehr – intensiver – spektakulärer – es muss flashen – der Reiz muss überdimensional sein und ein ständiges Toppen dieses Reizes wird mit der Zeit unmöglich. Das ist der Zeitpunkt, in dem das Burn-out nicht mehr kompensiert werden kann.*)

Kinder und Jugendliche wachsen in unserer „Konsumgesellschaft" mit einer ständigen Reizüberflutung heran, lernen nicht mehr in sich zu gehen und aus eigener Kraft / eigenem Ideenreichtum etwas Neues zu erschaffen. Sie brauchen daher während der Phase der Ich-Findung (Übergang vom Jugendalter ins Erwachsenenalter) fast schon eine psychotherapeutische Unterstützung. Das ist auch der Grund, warum viele Menschen erst in einem Alter zwischen 30 und 40 Jahren lernen, Verantwortung zu übernehmen und ihre Persönlichkeit ausbilden. Somit hat eine verspätete Identitätsfindung stattgefunden.

<u>Welche Möglichkeiten der energetischen Prävention gibt es für diese Massenkompensation des Burn-out?</u>

Erstaunlicherweise ist die Lösung ganz einfach. Drei Schritte sind dafür erforderlich.

1. Erwachsene sollten lernen, ihre Kinder gemäß deren individuellen Fähigkeiten / Fertigkeiten / Emotionen wahrzunehmen – ernst zu nehmen – zu fördern. Nur so lernen Kinder, sich selbst adäquat wahrzunehmen und sich in Bezug auf das

Leben und die Mitmenschen realistisch einzuschätzen.

2. Kleinkinder sollten weniger in Entscheidungen miteinbezogen werden, da diese Kinder in diesem Alter ähnlich überfordern wie die ständigen Reizüberflutungen. Ein Dreijähriger könnte z.B. die Farbe seiner Schuhe auswählen, nicht aber ob er im Urlaub ans Meer oder an einen See will. Es ist für Kinder wichtig, Entscheidungen treffen zu können, die in diesem Alter wichtig sind (wie Farbe von Kleidung, Lieblingsspielsachen, erste Schultasche, Freunde). Alles andere überfordert.

3. Kinder müssen lernen, dass nicht alles zu jedem Zeitpunkt möglich ist. Leider entwickelt sich häufig ein Kreislauf von „Ich brauche das unbedingt – jetzt und sofort – egal was es kostet – egal wer es besorgt" Nach dem Motto – „Was Mama nicht kauft, besorgt Papa und wenn alle Stricke reißen gibt es noch immer die Großeltern."

Um diese drei Präventionspunkte ins alltägliche Leben zu übertragen, bedarf es eine ordentliche Portion Mut und auch ein wenig Idealismus. Durch den gesellschaftlichen Massendruck ist es nicht so einfach, diese Wertigkeiten zu leben.

◎ ADOLESZENZ

(Übergang vom Jugendalter ins Erwachsenenalter)

Noch vor 50 Jahren konnte man davon ausgehen, dass diese Phase zwischen 18 und 25 Jahren vollzogen wurde. Die wenigsten waren erst nach dem 40. Lebensjahr in der Lage, Verantwortung zu übernehmen, da dies von der Gesellschaft nicht toleriert wurde. Wie aber sieht das heute aus? Entspricht es nicht eher dem Zeitgeist, ewig jugendlich, impulsiv und nur für sich selbst verantwortlich zu sein? Jemand, der andere um sich herum in ihrer Persönlichkeit wahrnimmt und auf dessen Individualität eingeht, ist selten geworden. (außer bei beruflichen Kontakten, die sind hier nicht gemeint) Es scheint so, als lebe jeder als Einzelner. Sogar innerhalb der Kernfamilie ist ein Zusammenhalten nicht mehr selbstverständlich-vielmehr ist es wichtig geworden, die beste Show zu präsentieren. Das macht es schwer, seinen Platz innerhalb der Familie zu finden und erzieht Nesthocker heran.

Die Phase der Adoleszenz beginnt meistens erst mit 30 Jahren. Manchmal passiert es aber auch erst mit der Pensionierung (Pensionsschock). Der Übergang von der Jugend ins Erwachsensein ist immer schon krisenhaft gewesen. Dass sich diese Entwicklungsphase aber so in die Länge zieht, bereitet einen guten Nährboden für das Burn-out-Syndrom.

Die <u>Prävention</u> dafür wäre, sich damit abzufinden, dass eine bestimmte Zeit der Jugendlichkeit und der Unbeschwertheit mit spätestens 30 Jahren vorbei ist. Sie wird abgelöst von einer Zeit der Selbst-und Fremdverantwortung mit einem großen Ausmaß an Schaffenskraft. Wer sich das nicht traut, versäumt die beste Phase seines Lebens, weil er dem ewigen Jugendtraum hinterherläuft. Nur wer lernt, Verantwortung für sein Leben zu übernehmen und auch für seine Mitmenschen bereit ist, Verantwortung zu tragen, der hat starke Wurzeln und kann in den Himmel wachsen. Die energetische Kraft, die sich dadurch ergibt, kann ein anderer nicht einmal in Ansätzen erreichen. Das alleine sollte schon ein Ansporn sein, erwachsen werden zu wollen.

⊚ ERWACHSENENALTER

Die Burn-out- Ausformung des Erwachsenenalters ist fast jedem bekannt. Die gute Nachricht – auch wenn es uns alle treffen kann, es kann auch jeder heilen. (doch wie immer: vorbeugen ist besser als heilen!)

Die beste <u>Prävention</u> ist:

1. Aktivität und Entspannung in Balance halten
2. Sorgen Sie für seelische, körperliche, geistige Gesundheit (Ernährung, Bewegung, Psychohygiene, Berufung,…)
3. Pflegen Sie Sozialkontakte (Nachbarn, Kollegen, Freunde,…)
4. Nehmen Sie mehr Energie auf, als sie verbrauchen (z.B. durch Gebete, Meditation, Yoga, Tai Chi, Energieübungen, Musik, Kraftorte. ‚Edelsteintherapie, Pranaheilung, Farbtherapie, Lichttherapie,…)

Können Sie sich noch erinnern, welche zwei Auslöser es für ein Burn out bei Erwachsenen gibt?

1. Überlastung
2. überzogene Erwartung an die eigene Leistung

Die Tendenz zur Burn-out-Erkrankung ist steigend. Eine Veränderung der Gesellschaftsstruktur wäre unsere Chance, ein weiteres Ansteigen zu verhindern. Auch energetisch wäre es möglich, darauf Einfluss zu nehmen, dies wird aber selten genützt. Schade, wenn man bedenkt, dass es zahlreiche Möglichkeiten für die Heilung von Burnout gibt, die aus der Ecke der Energetiker oder Komplementärheiler stammen. Fast noch wichtiger ist aber, dass jeder Einzelne mit Hilfe von Energiearbeit für sich selber ein Burn-out verhindern kann.

Nochmals zur Erinnerung:

Wenn bereits eine Burn-out-Erkrankung besteht, können Sie sich energetisch folgendermaßen helfen:

☺ Vor dem Aufstehen 30 Minuten lang meditieren oder beten

☺ Während Ihrer Arbeitszeit nach max. 3 Stunden je 5 Minuten Energie zuführen. Am besten geeignet sind dafür: Kohlenhydrate essen, Wasser trinken, Akupressur- mit einer Handinnenfläche auf die Nasenspitze drücken und mindestens eine Minute halten.

☺ Edelsteintherapie: Bergkristallkette oder Bergkristall 5 Stunden täglich tragen. Achtung! Tägliche Reinigung des Steins ist notwendig. (Stein unter fließend kaltes Wasser halten und danach mindestens eine Stunde ins Freie, am besten in die Sonne, legen)

☺ Aromatherapie: einen Tropfen Orangenöl (biologisch) auf ein Taschentuch – tagsüber immer wieder daran riechen

☺ Schutzbild am Arbeitsplatz aufhängen – Heiligenbild Hl Maria Gottesmutter oder Erzengel Gabriel

☺ Kraftgebende Figur im Wohnzimmer aufstellen – möglich sind Buddha, Engel, Kreuz mit Jesus Christus

☺ Vor dem Schlafen gehen 30 Minuten lang liebevoller Zärtlichkeitsaustausch oder meditieren oder beten

☺ Erdstrahlenausgleich (z.b. mit Rosenquarz, Möbel umstellen, Symbolbilder der Hl Hildegard von Bingen – Literaturhinweis Traude Bollig, „Hildegard von Bingen – die Heilkraft ihrer Symbole", Limanetti Verlag

☺ Erlernen einer Entspannungstechnik, einmal täglich anwenden (z.b. Yoga, Autogenes Training, Progressive Muskelentspannung, Fantasiereisen,...)

☺ Anwendung eines energetischen Heilzeichens. Diese wirken ähnlich wie Homöopathie. Die Heilinformation wird jedoch nicht über Tropfen oder Globuli eingenommen, sondern durch bloßes Anschauen erreicht. Das Symbol wird dafür eine Minute lang angesehen. Diese Zeichen hier ist speziell zur Heilungsunterstützung von Burn-out gedacht und in Kombination mit anderen Heilmethoden (Schulmedizin) zu verwenden. Zu diesem Zweck wird es am besten 3x täglich 5 Wochen lang angesehen, danach empfiehlt sich ein Woche Pause, danach wieder 5 Wochen lang die Kur – bis zur Besserung. (siehe Kapitel 3)

☺ Lichttherapie: einmal täglich eine Taschenlampe für ca. 3 Minuten auf die Stirnmitte halten (Anregung der Zirbeldrüse)

◉ ALTER

Bei alten Menschen sind die Symptome des Burnouts dieselben wie im Erwachsenenalter. Ebenso findet man dieselben Auslöser. Zwei für diese Altersgruppe spezifischen kommen jedoch dazu:

1. zu wenig Ruhepausen, sich seines Alters nicht bewusst sein und ständig über die Grenzen der eigenen Leistungsfähigkeit treten
2. Erkrankung des Ehepartners

Die <u>Prävention</u> ist dieselbe wie im Erwachsenenalter. Wenn Sie jedoch schon erkrankt sind, hilft Ihnen für Ihre Heilung:

☺ Homöopathie zur psychischen Stärkung

☺ mehr Freundeskontakte

☺ gesunde Ernährung – dabei ist es wichtig, auf persönliche Verdauungsbeschwerden acht zu geben (Es ist nicht alles, was gesund scheint auch tatsächlich für jeden Menschen gesund. Gesund ist, was verdaut wird und dem Körper und der Seele gut tut.)

☺ Psychotherapie

☻ TOD

Sie werden sich nun verwundert fragen, warum ich den Tod als einen weiteren Lebensabschnitt für Burn-out-Erkrankungen beschreibe. In unserer Gesellschaft werden Tod und Trauer tabuisiert. Man befasst sich höchstens mit der Thematik des Sterbens, nicht jedoch mit der Endgültigkeit des Todes und der nachfolgenden Trauerphase.

Was passiert energetisch gesehen, wenn ein Mensch stirbt?

Zunächst versagen nach und nach alle Körperfunktionen. Es ist keine Energie mehr vorhanden außer der ursprünglichen Seelenkraft. Diese Seelenkraft ist etwas, das man nicht sieht und auch nicht messen kann. Philosophen bezeichnen es als „Seele". Diese Seele hat nicht mehr die Möglichkeit, im Körper zu bleiben. Sie wird vielmehr aus der Körperhülle hinausgedrückt und befindet sich dann wieder in ihrem ursprünglichem Daseinszustand der Feinstofflichkeit. Man könnte auch „Engel" dazu sagen. Es ist leider in unserer Gesellschaft nicht häufig erkannt, dass diese Prozesse vollzogen werden. Für die Seele ist es schade, dass das Sterben und der Tod selten im Kreise der Angehörigen passiert. Es wäre eine Erleichterung für den Sterbenden. Die Seele hat es dadurch schwer, sich zu verabschieden und loszulassen. Zumindest beim Begräbnis oder der Verabschiedung müsste jeder, der eine intensive Beziehung zum Verstorbenen hatte, sich vor den Sarg stellen und der Seele des Verstorbenen bei ihrem Prozess des Loslassens zu helfen.

Dann ist es ihr möglich, die Erde zu verlassen:

1. kurz innehalten

2. sich in Gedanken von der Seele des Verstorbenen verabschieden und ihr mitteilen „Ich liebe dich. Gehe deinen weiteren Weg."

3. Niemand darf zum Sarg gehen und der Seele Vorwürfe machen.

4. Jede Seele benötigt für ihren Übergang in die feinstoffliche Welt Energie. Fehlt diese Energie, sprechen wir von einem Burn-out im Tod. Damit das verhindert wird, sind nur diese drei erwähnten Punkte zu beachten. Gleichzeitig würde auch die extreme Belastung für die Angehörigen wegfallen. So eine stille Verabschiedung kann immer auch ohne Unterstützung durch Psychopharmaka geschafft werden. Einen riesigen Begräbnisrummel benötigen weder Angehörige, noch die restlichen Trauernden, noch die Seele des Verstorbenen.

7. Ist das Burn-out eine Erscheinung unserer Zeit und Gesellschaft?

Was glauben Sie, gab es so eine Erkrankung auch schon in früheren Zeiten? Hatten auch Urmenschen schon Überlastungsreaktionen oder ist es eine Erscheinung unserer schnelllebigen Zeit? Und wie wird die Zukunft für uns aussehen?

◎ Urzeit

Da es in der Urzeit noch kein planendes Denken gab, gab es auch kein Burn-out-Syndrom. Der Mensch dieser Zeit war vom Instinkt gesteuert und sein Denken war ausgerichtet auf das Heute. Es gab daher keine Eifersucht, keinen Neid, kein Prestigedenken. Wer sich mit anderen verglichen hat, hat es sofort getan, bis zur Nachtruhe war es für ihn wieder erledigt. Wer eine Überlastungsreaktion hatte, musste sich sofort danach erholen, denn ansonsten wäre er gestorben (Essensvorräte gab es selten). Selbst als man begann, Vorräte zu lagern, musste man sich nach

Stresssituationen sofort erholen, um fit und überlebensfähig zu bleiben. Anführer einer Gruppe war immer derjenige, der am meisten Kraft hatte. Er war derjenige, der die restlichen Mitglieder der Gruppe beobachtete. Deshalb gab es kein Mobbing für diejenigen, die sich öfter erholt haben als andere. Ausschließlich der Anführer hat diesen Personen dann andere Aufgaben übertragen.

Der Druck, der heute in Gruppen ausgeübt wird, ist enorm. Nicht nur der Leiter einer Gruppe ist Beobachter, sondern jedes einzelne Gruppenmitglied. Das ist der Grund, warum Mobbing so häufig passiert. In der Urzeit gab es kein Mobbing, außer der Leiter mochte ein Mitglied der Gruppe nicht mehr. Der Betroffene wurde getötet. Eine Gruppe ohne Leiter zersplitterte oder schloss sich einer anderen Gruppe an. Heute verhält sich das ganz anders. Ein Leiter ist vorgegeben – meistens kann man ihn auch nicht wählen (wie z.B. Kindergärtner, Lehrer, Geschäftsführer, Betriebsrat,…). Da fast keiner der Gruppenmitglieder den Leiter selbst ausgewählt hat, gibt es keine Bindung zu ihm, die einer Art Hörigkeit gleicht. Aus diesem Grund wird man daher auch nicht nur vom Leiter beobachtet, sondern von allen. Die Stärke der Gruppe ist dadurch nie so groß und der Zusammenhalt fast nicht gegeben. Jeder verfolgt sein eigenes Ziel und nicht mehr das des Leiters. Auch der häufige

Austausch und das Konkurrenzdenken einzelner Mitglieder ist verantwortlich dafür, dass es so viele Menschen mit psychischen Problemen gibt.

Damit will ich nicht behaupten, dass das Modell der Urzeit das bessere ist. Ich möchte damit nur klar machen, wie es möglich ist, dass manche Gruppen (häufig mit esoterischen Inhalten) einen derartigen Zusammenhalt und eine so große Übereinstimmung entwickeln können. Das kann sich positiv oder negativ zeigen, was von der Führungspersönlichkeit und den Zielsetzungen abhängig ist.

◉ **Die weitere Entwicklung bis zum Mittelalter ging eindeutig in folgende Richtung:**

Jeder einer Gruppe durfte die Leitung übernehmen. Der Leiter wurde von der Gruppe gewählt oder abgesetzt. Was modern war, wurde von anderen Gruppen vorgegeben und nachgeahmt. Trendsetter war immer derjenige, der am reichsten war. Besonders stark kam das im Mittelalter zu tragen.

Entscheidungsträger waren:
1. die Kirche (auf Grund ihrer Besitztümer)
2. reiche Menschen (auf Grund ihres Lebensstils)
3. Herrscher (auf Grund ihrer Geburt)
4. In dieser Zeit begann man mit der Unterdrückung der Masse und mit abschreckenden Folterungen. Diese waren das Druckmittel dafür, dass keiner aus dem Volk eine leitende Position ergreifen konnte.

ⓦ Wodurch wurde das verändert?

Mit dem Beginn von zahlreichen Erfindungen in Technik und Fortbewegung wurde das Volk als Arbeitskraft interessant. Bis zu diesem Zeitpunkt hat die Masse für den Eigenbedarf gearbeitet und wurde gezwungen, Abgaben zu leisten. (Naturalien und Geld) Als Städte mit Fabriken entstanden, setzte eine Landflucht ein. Zahlreiche Bauern wurden zu Fabrikarbeitern. Das Volk wurde also gebraucht und entlohnt. Die Profitgier war sehr stark ausgeprägt, sodass die arbeitenden Menschen ausgebeutet wurden. Es gab weder ein Arbeitsrecht, noch eine soziale Absicherung und die Entlohnung war viel zu gering. Als die Masse diese Entwicklung erkannte, schlossen sich Subgruppen zusammen, mit dem Ziel, die Ausbeuter zu stürzen. Fast in allen Industrialisierungsstädten gab es Aufstände. Dieser geschichtliche Wendepunkt brachte Demokratie und Mitbestimmungsrecht. Da es den Menschen in dieser Zeit nicht möglich war (und es auch bis heute noch nicht möglich ist) in Kleingruppen zu leben, wie es z.B. in der Urzeit war oder bei indigenen Völkern, Stämmen oder Gefangenen der Fall ist, entstand ein Machtkampf unter den Menschen. Das ist bis heute so geblieben. Jeder muss sich ständig mit anderen Gruppenmitgliedern messen. Wer die Regeln der Gruppe nicht befolgt, wird ausgestoßen. Die Angst vor diesem Ausschluss ist der Antrieb dafür, die geforderte Leistung zu erbringen. Individuelles Engagement ist Seltenheit. Teamfähigkeit muss bereits trainiert werden und ist nicht mehr angelernt und selbstverständlich. Das ist in der Spanne zwischen Urzeit und Mittelalter verloren gegangen.

Wir befinden uns in einer Zeit der überdimensionalen Informationsflut und des entsprechend schnellen Wandels. Menschen sind gefordert, unter Zeitdruck unterschiedliche Leistungen gleichzeitig zu erbringen. Das ist er beste Nährboden für psychische Erkrankungen. Jeder Mensch kennt jemanden, der Psychopharmaka einnimmt. Wer nicht zumindest einmal im Leben eine Depression oder ein Burn-out hat, entspricht schon gar nicht mehr der Norm. Auffällig dafür ist, dass man die Ursache dafür nicht erkennt. Haben Sie eine Idee, warum es zu dieser Entwicklung kam? Und wie könnte man eine Verbesserung für die Zukunft erwirken? Wenn wir nichts verändern, wird die Situation dieselbe bleiben. Es bleibt, wie es ist. Scheinbar stört es derzeit noch niemanden wirklich. Das wird jedoch noch kommen, denn eine positive Veränderung ist notwendig geworden. Viele sind auch schon bereit für diesen Schritt, suchen aber an der falschen Stelle. Nicht zu finden ist die Lösung in kurzfristigen Ausgleichungen (z.B. persönlichkeitsbildende Seminare, Selbsterfahrungskurse, Supervision, Entspannungstraining, Sport). Dies zu tun, überbrückt Überlastungssymptome nur, ohne jedoch die Gesellschaftsstruktur nachhaltig in eine Richtung zu verändern, in der eine Burn-out-Erkrankung wieder eine Seltenheit ist. Wir steuern tatsächlich in eine Gesellschaft hinein, die durch Überforderung der Mehrheit geprägt ist und merken es noch nicht einmal. Jede Gesellschaftsschicht ist davon betroffen.

Tun wir jetzt gemeinsam etwas für eine Gegenentwicklung:

1. In der Wirtschaft sollte wieder folgendes Motto gelten: „Qualität vor Quantität"
2. Ent-Globalisierung (Förderung von Kleinstbetrieben, nicht von Konzernen)
3. verstärkte Freizeitaktivität in der Region, in der man lebt (auch weniger Fernreisen)
4. qualitativ hochwertiges Kinderspielzeug besorgen – weniger ist oft mehr
5. Nachbarschaftshilfe sollte etwas Selbstverständliches sein
6. professionelle Kinderbetreuungseinrichtungen sollten familiär geführt werden- für eine verbesserte Werterziehung der Kinder
7. Zusammenlegung der Automobilindustrie und der Vernetzung der Forschung

8. transparentere Gestaltung von der Verwendung von Spendengeldern
9. verbesserte Verwandtschaftshilfe sollte wieder ungeschriebenes Gesetz sein
10. Diese Veränderungen würden nachhaltig die gesamte Gesellschaft umstrukturieren. zum jetzigen Zeitpunkt erkennt man noch nicht den Bedarf für diese Veränderung – trotzdem ist er gegeben.

Wie entsteht eine gelassenere Gesellschaftsstruktur?

Seit Beginn der Industrialisierungszeit herrscht der Wunsch nach Ruhm, Leistung, Besitz. Niemand kann sich dem entziehen. Der Druck, gewissen Ansprüchen diesbezüglich zu entsprechen, ist in den letzten 50 Jahren massiv gestiegen. Tendenz: weitersteigend. Das Ergebnis? – bestimmen Sie für sich selbst.

Entwickeln Sie Ihre eigene Persönlichkeit, haben Sie den Mut, ihr eigener Trendsetter zu sein! Beginnen Sie damit, sich von Prestigeansprüchen zu befreien (was nicht bedeutet, dass Sie nicht auch prestigegebende Produkte besitzen dürfen. Die Frage ist, ob Sie etwas für sich persönlich besitzen, oder um andere zu beeindrucken).

Bleiben Sie realitätsbezogen. (z.B. können Sie nicht Ihrem Kind eine Markenware verbieten, wenn alle in seiner Schulklasse diese Produktware tragen – Mobbing wäre vorprogrammiert). Gäbe es hauptsächlich solche gefestigte Menschen, wäre die gesamte Struktur unserer Gesellschaft gelassener.

8. Was bedeutet es, trotz Leistungsanspruch Individualität und Menschlichkeit in einer Gesellschaft wie unserer wertzuschätzen?

Wer realitätsbezogen lebt und den Anforderungen der Gesellschaft entspricht, ist geneigt, seine Eigenheiten zu verstecken. Vielmehr versucht dieser Mensch, ein Scheinbild von sich zu zeigen. Es besteht immer die Gefahr, ausgegrenzt zu werden. Wer seine Individualität stark auslebt, darf das nur, wenn er gleichzeitig den hohen Leistungsanforderungen entspricht. Das bedeutet, er sollte entweder überdurchschnittliche Leistung vorweisen können oder zumindest wirtschaftlich gewinnbringend arbeiten. Wer eine Fehlleistung erbringt, darf nicht mehr seine eigenen Persönlichkeitsanteile zeigen. Er würde sofort gemobbt werden.

Noch schwieriger wird es, Prestige zu erlangen, wenn man mit allen Menschen hilfsbereit und einfühlsam umgeht. Sie widersprechen mir? Dann muss ich Ihnen leider sagen, dass in unserer Gesellschaft nur gewisse sozial Benachteiligte gestützt werden. Einige fallen aus dem sozialen Hilfsnetz (wie Fixer, Haftentlassene, psychisch Kranke). In Zukunft werden auch andere noch aus diesem Netz herausfallen, weil sich unser Sozialsystem verändern wird müssen. Immer mehr Menschen benötigen professionelle Hilfsdienste. Es beginnt beim Säugling und endet beim alten Menschen. Institutionen wie Säuglings- und Kinderkrippen, Horte, Behindertenbetreuungseinrichtungen, Tagesstätten für psychisch Kranke, Jugendsozialeinrichtungen, Arbeitsassistenz, Kriseninterventionsstellen, Frauenhäuser, Therapiezentren, Betreutes Wohnen in jedem Alter,...).

Gleichzeitig gibt es einen kontinuierlichen Anstieg an Krankenständen bzw. Erkrankungen in jedem Alter. Sehr häufig verbirgt sich dahinter ein Burn-out. Viele Menschen haben bereits nicht mehr die Möglichkeit, im Krankheitsfalle zu Hause zu bleiben – möglicher Jobverlust und Mobbing treibt sie ebenfalls in die Gefahr einer Überlastung und somit steigt wiederum die Wahrscheinlichkeit für Burn-out Symptome. Es wurde bereits versucht, eine Verbesserung im Sozial-und

Wirtschaftssystem gleichermaßen zu erreichen. Warum hat es bisher immer fehlgeschlagen und eines der beiden Systeme hatte einen Defizit? Die Antwort ist einfach: Eine kleine Menschenmenge ist einfach nicht in der Lage, dieses Vorhaben umzusetzen. Um dieses Ziel zu erreichen, müsste die Mehrheit einer ganzen Gesellschaft an selben Strang ziehen. Das aber ist fast unmöglich. Was denken Sie, warum das so ist?

Im Leben dreht es sich meist um Macht und Geld. Wer beides besitzt, hat mehr Rechte und gleichzeitig weniger Verpflichtungen. Deshalb strebt jeder Mensch nach mehr Einfluss und mehr Reichtum. Jene, die sich bereits etabliert haben, sind nicht bereit, anderen zu einer besseren Position zu verhelfen. Der Grund dafür ist die Angst vor dem eigenen Geld- oder Machtverlust.

Sobald es jedoch eine dritte Wertigkeit neben Macht und Geld gibt, die einen ebenso hohen Stellenwert besitzt, ist es möglich, die Gesellschaftsstruktur zu verändern. Zum jetzigen Zeitpunkt geht das noch nicht, da sich diese dritte Wertigkeit noch nicht durchsetzen kann.

Was ist es, das gleichermaßen erstrebenswert ist wie Geld und Macht? Gehen wir davon aus, es ist etwas, das jeder haben möchte – auch Sie. Die meisten glauben, sie haben zu wenig davon, das macht es umso erstrebenswerter. Man kann es nicht mit Geld kaufen und auch der Mächtigste besitzt es nicht automatisch. Wissen Sie bereits, wovon ich spreche? Ich spreche von FREUDE.

Freude zu haben und Freude zu teilen gibt soziale Stärke. Diese Menschen meistern ihr Leben mit Leichtigkeit. Burn-out gefährdet sind sie nicht. Sie entsprechen in ihrer Leistung trotzdem der Gesellschaftsnorm. Es sind diejenigen, die ihr Hobby zum Beruf gemacht haben oder sich in ihrer Freizeit verwirklichen. Viele hätten für das zweite das nötige Kleingeld, es fehlt jedoch an der Zeit. Wer arbeitssuchend ist, hat weder Zeit noch Geld. Sie sind erstaunt? Der Zeitmangel entsteht durch Frustration und Resignation. Diese füllen den ganzen Tag tatsächlich so aus, dass die meisten Betroffenen unfähig sind, überhaupt ein Hobby auszuüben.

Unter den berufstätigen Menschen gibt es drei Tendenzen in Richtung Burn-out:

1. „Ich arbeite so viel, dass ich keine Zeit habe und am Abend ausgepowert bin."
2. „Mein Leben besteht aus Leere und Sinnlosigkeit, ich empfinde Langeweile."
3. „Ich erreiche nie das, was ich möchte, so sehr ich mich auch anstrenge."

Für alle drei Gruppen ist es schwer, Freude im Leben zu spüren. Es gibt Trendsetter und auch einige Coaches, die ein neues Lebensgefühl der Freude vorzeigen und trotzdem gesellschaftskonforme Leistungen erbringen. Daher wird dieser dritte Wert **Freude** neben <u>Macht</u> und <u>Geld</u> bald für alle erstrebenswert sein. Wenn mehr als die Hälfte der Gesellschaft sich nach diesen 3 Wertigkeiten orientiert, wird es bald weniger Burn-out-Erkrankungen geben.

9. Beispiele für Burn-out

Stefan, 41 Jahre alt, Außendienstmitarbeiter, Lebensgefährtin und zwei Schulkinder:

Stefan war von Anfang an in seiner Firma als dynamischer, zielstrebiger, erfolgsorientierter Mitarbeiter erkannt. Aus finanziellen Gründen wollte er seine Position in der Firma verbessern. Sein Engagement stieg soweit an, dass er bald die rechte Hand des Chefs wurde. Jegliche Verlustgeschäfte trafen ihn persönlich, sodass er immer wieder unter Magenbeschwerden litt. Auch Wirbelsäulenbeschwerden stellten sich ein. Das belastete zunehmend seiner Partnerschaft uns seine psychische Stabilität geriet ins Wanken. Der Wunsch nach mehr Geld und Prestige (Auto, Haus, Kleidung, Freizeit) wuchs parallel zu seinen Burn-out-Symptomen. Selbst als er erkannte, dass er einen falschen Weg eingeschlagen hatte, gab es scheinbar kein Zurück mehr. Seine Partnerin und die Kinder wollten nicht mehr auf den gewohnten Luxus verzichten. Seine Krankheitssymptome wurden innerhalb seiner Familie als Schwäche belächelt. Dann kam der Tag X: Es war an einem

Wochenende, als er in der Früh bereits mit Kopfschmerzen erwachte. Nach dem Frühstück bemerkte er Magenschmerzen, die im Verlauf des Tages schlimmer wurden. Trotzdem achtete er nicht auf Erholung und ausgleichende Ernährung. Am Nachmittag kam noch leichter Schwindel dazu. Stefan fühlte sich zunehmend verstimmt und gereizt. Nach dem Abendessen verstärkten sich seine Symptome sehr stark. Er begann zu schwitzen, hatte Angstgefühle, Brustschmerzen, Herzrasen, Atembeschwerden und einen Schwächeanfall. Seine Frau musste den Notarzt rufen. Bei den Untersuchungen im Krankenhaus konnte keine Ursache für seine Symptome festgestellt werden. Da er starke Brustschmerzen hatte, die Untersuchungswerte aber völlig in Ordnung waren und er psychisch belastbar war, vermutete der Arzt, dass er fast einen Herzinfarkt gehabt haben könnte, er jedoch keine Anzeichen einer Thrombose aufweise. Er wurde mit deinem blutverdünnendem Medikament und der Empfehlung für weitere Kontrolluntersuchungen entlassen. Bei diesen weiteren Abklärungen war ebenfalls alles in Ordnung. Kurz danach hatte er eine ähnliche Symptomatik wieder: Schweißausbruch, herzrasen, Schwindelgefühle. Das Brennen in der Brust fehlte jedoch. Die Angst vor weiteren solchen Anfällen wurde immer größer. Bald war Stefan nicht mehr in der Lage zu arbeiten und mit dem Auto zu fahren. Jede kleine Belastung löste bereits Schwindelgefühle und Angst aus. Nach zwei weiteren Wochen traute er sich nicht einmal mehr einkaufen gehen. Schulmedizinische Diagnose: Burn-out. Er erhielt Antidepressiva. Nach ca. drei Wochen verbesserte sich das Schwindelgefühl, die extreme Müdigkeit und die Angstzustände blieben. Was hat Stefan geholfen?

1. Psychotherapie – 15 Sitzungen
2. gleichzeitig energetische Hilfe durch Karmalösung, Energiefernbehandlung, Kräutermedizin, Edelsteintherapie, Unverträglichkeitsaustestungen
3. Homöopathie zur Psychestärkung

Nach zwei Monaten konnte er die Psychopharmaka frühzeitig absetzen und völlig beschwerdefrei sein Leben wieder genießen (inzwischen seit drei Jahren).

Matthias, 70 Jahre alt, Pensionist, keine gesundheitlichen Probleme

Als Mathias erstmals na h dem Mittagessen unter plötzlichem Schwindel und Angst litt, dachten alle an einen Kreislaufkollaps. Er suchte seinen Hausarzt auf, wo er intensiv untersucht wurde. Nach mehreren Facharztbesuchen erhielt er die Diagnose: Durchblutungsstörungen. Er erhielt ein durchblutungsförderndes und blutverdünnendes Medikament. Bei Bedarf wurde ihm angeraten, Kreislauftropfen einzunehmen. Als nach 2 Jahren der Schwindel fast dauerhaft bestand, und ein Gefühl der Körperschwäche mit zeitweisem Muskelzittern hinzukam, wurden zusätzlich Antidepressiva verschrieben. Nach einem weiteren Jahr verschlimmerte sich plötzlich das Schwächegefühl und die Elektrolytwerte des Blutes waren nicht in Ordnung. Nach eingehenden neurologischen Untersuchungen wurde eine Parkinsonerkrankung diagnostiziert. Durch das Parkinsonmedikament verbesserte sich das Schwächegefühl und die Muskelstörungen sehr. Das Schwindelgefühl blieb bestehen. Schulmedizinisch konnte dafür keine körperliche Ursache gefunden werden. Die Angststörungen verschlimmerten sich trotz der Psychopharmaka. Nach einem halben Jahr wurde ein Energetiker aufgesucht. Gehandelt wurde mit Prana, Edelsteintherapie, Kräutermedizin und Unverträglichkeitsaustestung. Das bewirkte eine Verbesserung der Psyche nach bereits zwei Monaten. Es traten keine Angststörungen mehr auf. Auch die Schwindelattacken wurden weniger. Es wurde ihm ein altersgemäßes Herz-Kreislauftraining (langsames Gehen) vom Energetiker empfohlen, was er auch durchführte. Weitere drei Monate später (Prana wurde alle 2 Wochen durchgeführt, Kräutermedizin dauerhaft, ebenso Hellsichtberatung und Schulmedizin wie bisher) war Mathias völlig schwindelfrei. Die Parkinsonsymptome konnten mit den Energiebehandlungen nicht verbessert werden, das Kraftgefühl und das Körperbewusstsein von Mathias jedoch sehr.

Michael, 37 Jahre alt, Firmenchef

Michael übernahm mit 31 Jahren die Firma seines Vaters, die er mitaufgebaut hatte. Das Tragen der Verantwortung war er gewohnt, die Arbeit war sein Hobby. Er war zielstrebig und wollte Vieles erneuern. Dadurch kam es täglich zu Konflikten mit seinem Vater, der weiterhin in die Firma kam. Erst als Michael seine Schwester als Arbeitskraft einstellte (so wie es von den Eltern gewünscht war), wurden Erneuerungen vom Vater begrüßt. Die positiven Auswirkungen durch die Veränderungen wurden jedoch nicht Michaels Leistungen zuerkannt. Nur seine Schwester hatte in der Meinung seiner Eltern das Gute in die Firma gebracht. Michael versuchte vergebens, die Anerkennung seines Vaters zu bekommen. Diese erhielt er nur, wenn er seine Schwester für den Erfolg lobte. Dadurch wurde Michael von ihr abhängig. Als er das erkannte, versuchte er ihr nahe zu legen, dass sie sich an die allgemein gültigen Arbeitsregeln zu halten habe, was immer wieder ein Konfliktpunkt war. (Pünktlichkeit, kein Verlassen des Arbeitsplatzes während der Dienstzeit ohne seine Erlaubnis, Computer/Internet/Telefon nicht ständig privat zu benützen). Am darauffolgenden Tag kündigte sie. Ab jetzt war das Verhältnis zu ihr angespannt.

Leider erkannten auch Michaels Eltern nicht die Zusammenhänge und begannen, ihren Sohn zu mobben. Das ging sogar soweit, dass Michael nicht einmal mehr über wichtige Familienangelegenheiten informiert wurde. Als das Zusammenleben im Elternhaus unerträglich wurde, beschloss er, sein eigenes Haus zu bauen. Auch während des Hausbaus schlugen seine Bemühungen, sich mit Eltern und Schwester zu versöhnen, fehl. Beim Umzug in das Haus verstärkten sich seine psychosomatischen Beschwerden (Magen, Darm, Wirbelsäule). Als nach mehrfachen Einladungen die Eltern immer noch nicht bereit waren, ihn zu besuchen, kamen psychische Symptome hinzu (Gereiztheit, Aggression, Überarbeitungsgefühl). Nach einem Jahr begann er mit einem Energetiker zu arbeiten (Tarotkarten, Hellsicht, Kräutertherapie). Bereits nach einem Monat waren alle psychischen Symptome verschwunden, nach drei Monaten waren auch seine körperlichen Symptome fast beseitigt. Eine Pranabehandlung wurde nun zusätzlich begonnen und die Energiearbeit auf die Versöhnung mit den Eltern und der Schwester gerichtet. Zwei Einladungsversuche schlugen trotzdem fehl. Deshalb wurde verstärkt an einer Energieverbesserung des Elternhauses samt Firmengebäude gearbeitet. Zwei Monate später saßen die Eltern in Michaels Haus. Die Versöhnung

Handlungsschritte setzte. Zunehmend begann sie an Schlafstörungen und Rastlosigkeit zu leiden. Das ging so lange, bis sie einen leichten Nervenzusammenbruch hatte. Danach suchte sie einen Energetiker auf. Behandelt wurde mit folgenden Methoden; Engelkarten, Hellsicht, Karmalösung. Vom Energetiker wurde zusätzlich empfohlen: Mediation mit dem Partner oder Einzelpsychotherapie zur Klärungshilfe. Nach 4 Monaten waren Irmgards Schlafstörungen verschwunden und sie hatte genug Kraft gefunden, Klarheit und Struktur in ihren Alltag zu bringen.

Franz, 44 Jahre alt, berufstätig, drei Schulkinder

Franz war immer schon ein zielstrebiger Mann. Sowohl im Beruf als auch privat arbeitete er rund um die Uhr. Seine Familie musste in seinem Rhythmus mitarbeiten. Als seine Frau Überlastungssymptome zeigte, wurde sie nicht ernst genommen. Das war der Beginn ihrer Suchtproblematik. Das Arbeitstempo wurde auch nicht gemindert, als er Überlastungssymptome bekam (Kopfschmerzen, Knieschmerzen,

Wirbelsäulenprobleme, Gereiztheit, Müdigkeit). Nach anfänglicher Skepsis ließ er sich dazu überreden, einen Energetiker aufzusuchen. Mitbehandelt wurden seine Frau, sowie eines der Kinder.

Verwendet Methoden für ihn: Prana, Akupunktur, Lichttherapie.

Verwendete Methoden für sie: Hellsicht, Rückführung, Edelsteintherapie, Glaubensstärkung, Empfehlung einer Psychotherapie.

Verwendete Methoden für das Kind: Karmalösung, Edelsteintherapie.

Nach zwei Wochen waren die Symptome bei Franz verschwunden. Das Suchtproblem der Frau verbesserte sich nach 4 Monaten. Leider brach sie die Behandlung danach ab.

Rudi, 50 Jahre alt, verheiratet, 2 erwachsene Kinder

Rudi war immer schon ein aktiver, sportlicher impulsiver Mensch. Daher war er fast nie zu Hause. Seine Frau war ebenso aktiv wie er. Als berufliche Probleme auftraten und die Arbeit anstrengend wurde, kompensierte Rudi vermehrt Stress mit Alkoholkonsum und nächtlichen Eskapaden. Der Schlafmangel brachte ein körperliches Ausgebrannt-sein. Hinzu kam die wachsende

Unzufriedenheit seines Vorgesetzten mit Rudis Arbeitsleistung. Nach einem Kreislaufkollaps beschloss er, ein völlig neues Leben zu beginnen. Er wollte einen Jobwechsel, Wohnortwechsel und eine neue Partnerin. Nach einem Monat hatte er nichts von alledem, dafür aber einen leichten Nervenzusammenbruch. Seine Frau und viele seiner Freunde wandten sich von ihm ab. Als letzten Ausweg sah er einen Aufenthalt in einer Burn-out-Klinik. Dies hätte ihm sicherlich gut getan. Da er auf die Aufnahme dort jedoch ein Monat warten musste, versuchte er, seine Probleme mit ambulanter Hilfe in den Griff zu bekommen. Neben Schulmedizin, Homöopathie und Psychotherapie ließ er sich auch energetisch behandeln. Der Energetiker klärte zunächst ab, ob die laufenden Therapien gut aufeinander abgestimmt waren. Danach checkte, er ab, in welcher Weise er in die bestehenden Heilungsschritte Energiearbeit einfließen lassen konnte. Er wendete dafür folgende Methoden an: Auralesung, Rückführung, Meditation.

Die Homöopathiebehandlung wurde von Rudi leider abgebrochen. Trotzdem begann er, sein Leben realistisch umzustellen. Nach der Trennung von seiner Frau klärte er mit seinem Vorgesetzten neue Aufgabengebiete ab. Ein Jobwechsel schien daher für ihn nicht mehr notwendig zu sein. Ein Wohnortwechsel war aus finanziellen Gründen nicht möglich. Als er sein Gleichgewicht nach ca. einem Jahr wieder gefunden hatte, war er in der Lage, ohne Psychopharmaka, energetische Hilfe und Psychotherapie gut zu leben.